I0077068

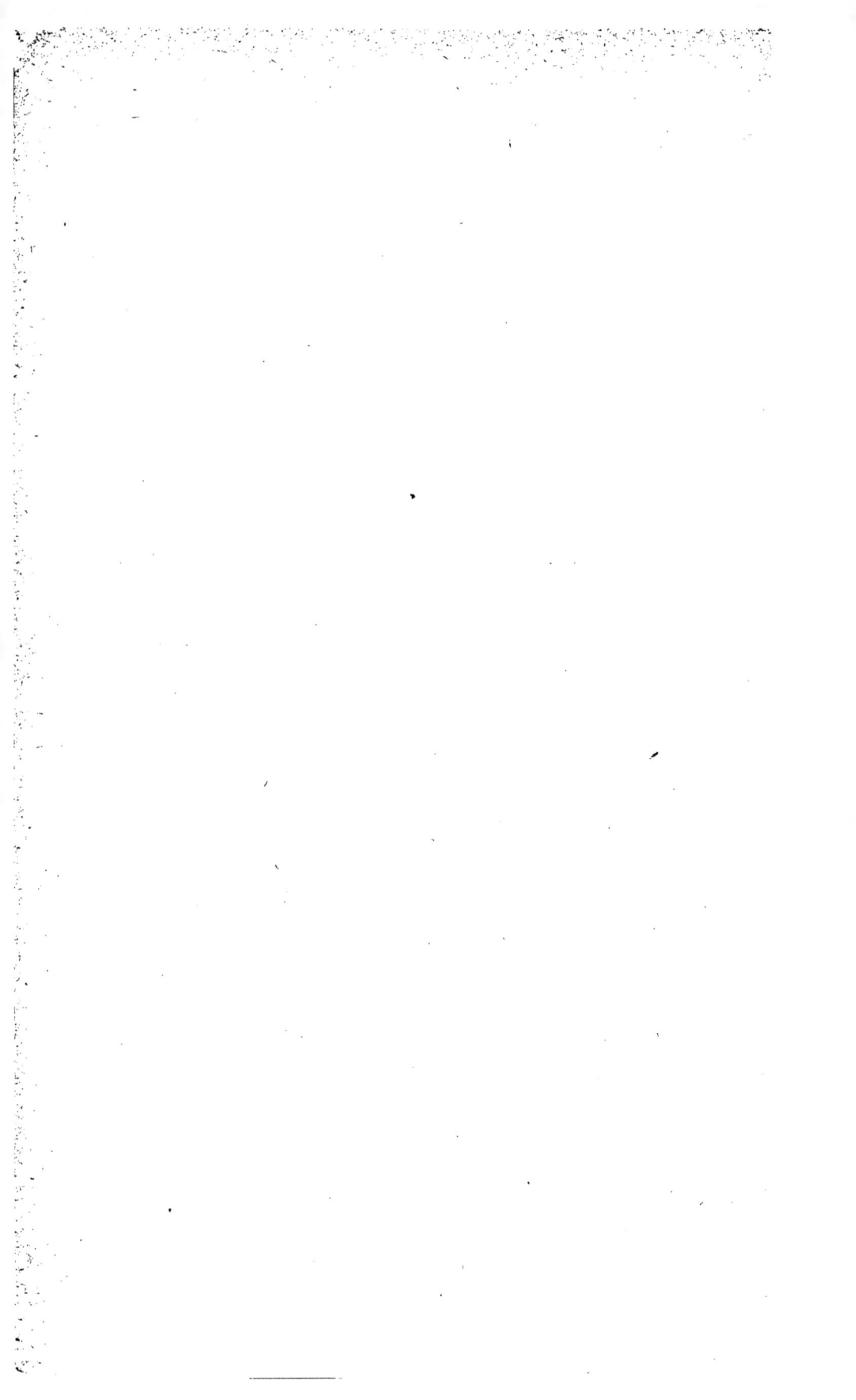

L'AUTO-INTOXICATION PAR LES CHLORURES

Ses Effets

Son Traitement

PAR

L'Eau d'Évian de la Source Cachat

J'entends par preuve un résultat
précis obtenu à l'aide de la balance.
BOUSSINGAULT (Econ.-Rurale, t. ii p. 488)

PAR LE

Dr F. CHIAÏS (Kiaïs)

Médecin consultant à Évian-les-Bains (Haute-Savoie)
Lauréat de la Faculté de médecine de Montpellier
Ancien interne des Hôpitaux de Montpellier
Médaille de Bronze 1886, Médaille d'Argent 1890
Rappels de Médailles d'Argent 1891, 1892, 1896, 1897, 1898, 1899
Ex-Médecin de l'Hôpital de Menton
Membre correspondant de la Société Royale de Médecine publique
et de Topographie médicale de Belgique, etc.

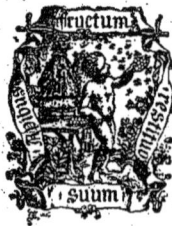

PARIS
SOCIÉTÉ D'ÉDITIONS SCIENTIFIQUES
4, RUE ANTOINE DUBOIS, 4

1900

T163
e
764(16)

PRINCIPALES PUBLICATIONS DE L'AUTEUR
Sur les Eaux d'Évian

ACTION PHYSIOLOGIQUE DES EAUX D'ÉVIAN.—Travail honoré d'une médaille de bronze par M. le Ministre du Commerce sur proposition de l'Académie de médecine — 1886. Resté inédit.

EAUX D'ÉVIAN ET ARTHRITISME. — Travail honoré d'une médaille d'argent par M. le Ministre de l'Intérieur sur proposition de l'Académie de médecine.— 1888. (Camille Coulet, Montpellier — G. Masson, Paris).

NUTRITIONS PATHOLOGIQUES ET EAUX D'ÉVIAN.—TRANSFORMATION DE LA NUTRITION PATHOLOGIQUE HYPOAZOTURIQUE EN NUTRITION NORMALE. — Travail honoré d'une médaille d'argent par M. le Ministre de l'Intérieur sur proposition de l'Académie de médecine — 1889. (Camille Coulet, Montpellier — G. Masson, Paris).

NEURASTHÉNIE ET GOUTTE HYPOAZOTURIQUES. — Indications que remplit l'Eau d'Évian. — Travail honoré d'une médaille d'argent par M. le Ministre de l'Intérieur sur proposition de l'Académie de médecine — 1891. (Camille Coulet, Montpellier. — G. Masson, Paris).

TROUBLES NUTRITIFS CHEZ LES ARTÉRIO-SCLÉREUX. — Indications que remplit l'Eau d'Évian. — Travail honoré d'une médaille d'argent par M. le Ministre de l'Intérieur sur proposition de l'Académie de médecine — 1892. (Camille Coulet, Montpellier. — G. Masson, Paris).

LA NON IDENTITÉ DES FONCTIONS PHYSICO-CHIMIQUES DU MILIEU ORGANIQUE EN ÉTAT DE SANTÉ ET EN ÉTAT DE MALADIE. — (Congrès de Caen — 1894).

LES EAUX D'ÉVIAN DANS L'ARTHRITISME. — LA NEURASTHÉNIE. — LA GOUTTE. — Travail honoré d'une médaille d'argent par M. le Ministre de l'Intérieur sur proposition de l'Académie de médecine — Paris, Société d'Éditions scientifiques. — 1896.

L'ACTION INTIME ET LES INDICATIONS THÉRAPEUTIQUES DES EAUX D'ÉVIAN. — CHIMIE BIOLOGIQUE ET HÉMATOSPECTROSCOPIE — Travail honoré d'une médaille d'argent par M. le Ministre de l'Intérieur sur proposition de l'Académie de médecine. — Paris, Société d'Éditions scientifiques — 1897.

NOTES CLINIQUES SUR LES EAUX D'ÉVIAN. — *Sommes-nous tous égaux devant les Eaux d'Évian ? Restons-nous toujours égaux à nous-mêmes devant les Eaux d'Évian ?* — Travail honoré d'une médaille d'argent par M. le Ministre de l'Intérieur sur proposition de l'Académie de médecine — Paris, Société d'Éditions scientifiques — 1897.

L'ACTION RÉDUCTRICE DES EAUX D'ÉVIAN SUR L'ACIDE URIQUE ET LES CORPS VOISINS. — Mémoire présenté au Congrès français de Médecine (IIe Session) Montpellier. — Travail honoré d'une médaille d'argent par M. le Ministre de l'Intérieur sur proposition de l'Académie de médecine. — Paris, Société d'Éditions scientifiques.

LES EAUX D'ÉVIAN. — LES CONDITIONS D'ACTION DE CES EAUX. — LEURS PROPRIÉTÉS. — COMPOSITION, EFFETS, CONTRE-INDICATIONS ET INDICATIONS. — Travail honoré d'une médaille d'argent par M. le Ministre de l'Intérieur, sur proposition de l'Académie de médecine. — 1899.

L'AUTO-INTOXICATION PAR LES CHLORURES

Ses Effets

Son Traitement

PAR

L'Eau d'Évian de la Source Cachat

J'entends par preuve un résultat
précis obtenu à l'aide de la balance.

BOUSSINGAULT (Econ.-Rurale, t. II p. 488)

PAR LE

Dʳ F. CHIAÏS (Kiaïs)

Médecin consultant à Évian-les-Bains (Haute-Savoie)
Lauréat de la Faculté de médecine de Montpellier
Ancien interne des Hôpitaux de Montpellier
Médaille de Bronze 1886, Médaille d'Argent 1890
Rappels de Médailles d'Argent 1891, 1892, 1896, 1897, 1898, 1899
Ex-Médecin de l'Hôpital de Menton
Membre correspondant de la Société Royale de Médecine publique
et de Topographie médicale de Belgique, etc.

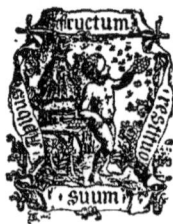

PARIS
SOCIÉTÉ D'ÉDITIONS SCIENTIFIQUES
4, RUE ANTOINE DUBOIS, 4
—
1900

Tᵉ 163
Te
764 (●)

AVANT-PROPOS

Nos recherches sur les actions physiologiques et sur les actions thérapeutiques de l'Eau d'Evian de la source Cachat méthodiquement employée, nous ont démontré le fait suivant :

« Lorsque chez l'homme l'élimination des chlorures urinaires est ralentie, le traitement méthodique avec l'Eau d'Evian a pour *effet immédiat* d'accélérer cette élimination ; et pour *effet consécutif* de la régulariser ».

Quels sont les inconvénients d'une élimination incomplète des chlorures urinaires ? Quelle est l'utilité de leur élimination régulière ?

L'accumulation des chlorures dans les plasmas sanguin et lymphatique modifie les tensions osmotiques cellulaires et ralentit l'activité physique et l'activité chimique des éléments vivants. Elle est une cause d'auto-intoxication minérale.

Activer l'élimination des chlorures urinaires c'est guérir cette auto-intoxication minérale et remettre les éléments anatomiques dans les conditions de milieu requises pour leur fonctionnement physiologique.

L'énoncé de ces faits dit quelle est l'utilité de notre travail. « Chacun dans sa sphère, dit Gœthe, peut concourir à l'œuvre commune de la science. Une seule condition suffit : Le désir sincère de trouver la vérité ». C'est ce désir qui nous a dirigé dans nos recherches.

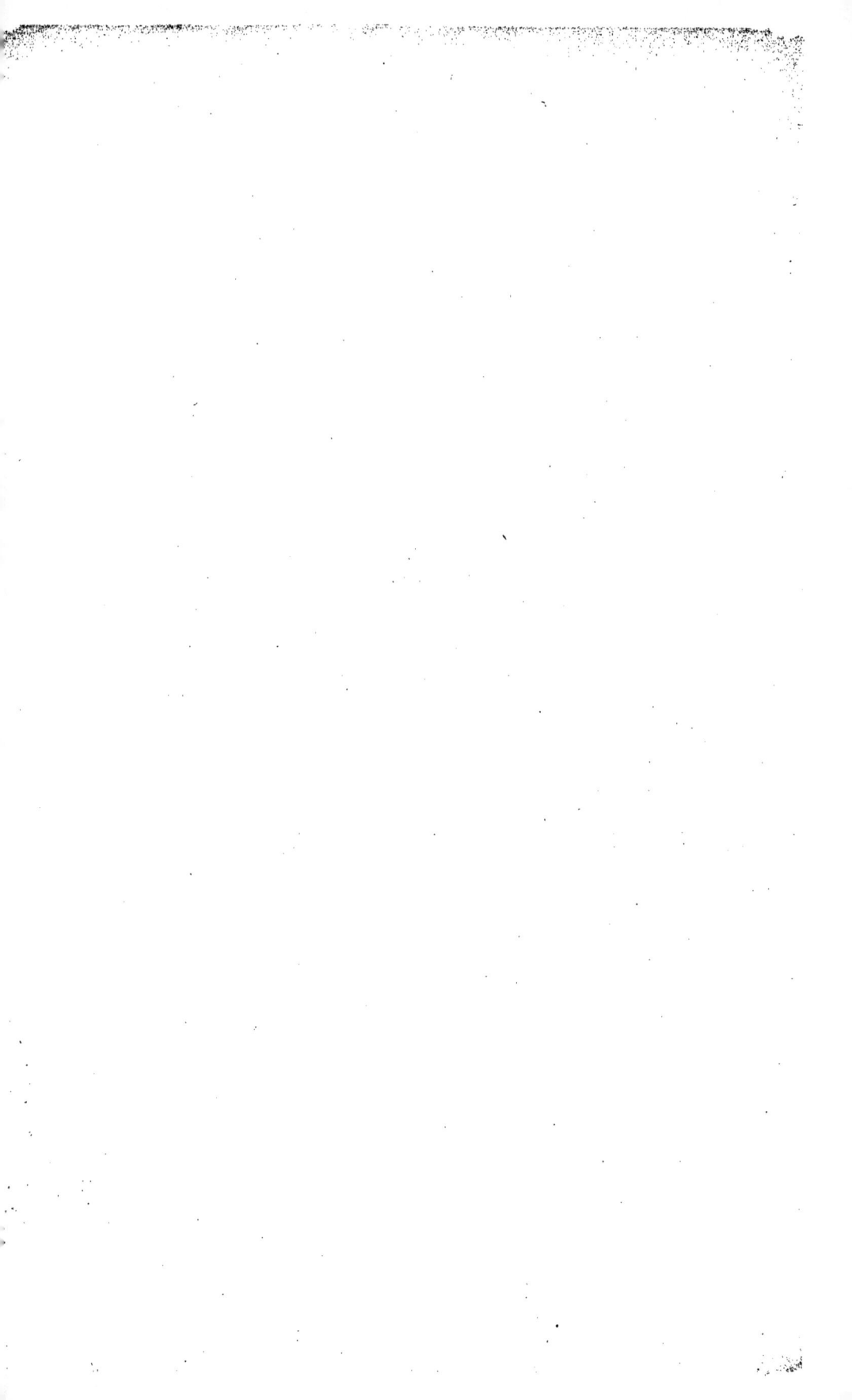

PREMIÈRE PARTIE

La Circulation Irrégulière des Chlorures

DANS

L'ORGANISME HUMAIN

SES EFFETS

L'étude de la circulation intra-organique des chlorures chez l'homme s'est imposée à nous à la suite de nos recherches sur les effets physiologiques et sur les effets thérapeutiques du traitement méthodique avec l'eau d'Évian de la source Cachat.

Cette eau doit la totalité de ses effets thérapeutiques à sa rapide osmose à travers l'organisme, qui se caractérise physiologiquement par son absorption rapide dans les voies digestives et par son élimination rapide et totale par les reins. Au nombre des effets de cette rapide osmose on compte comme effet immédiat une élimination plus grande de chlorures urinaires et comme effet consécutif une élimination plus régulière de ces chlorures.

L'augmentation immédiate de l'élimination des chlorures urinaires et la régularisation consécutive de l'élimination de ces chlorures sont elles utiles à l'homme ?

Un fait qui semble aujourd'hui bien établi c'est que l'élimination des chlorures urinaires se trouve ralentie dans les maladies chroniques (Huchard).

Que deviennent les chlorures non éliminés ?

Ils sont retenus dans l'organisme : nous en donnerons plus loin la preuve.

La rétention des chlorures dans l'organisme est-elle sans inconvénient ?

L'expérimentation a donné réponse à cette question. M. le professeur Bouchard et ses élèves ont démontré que les chlorures injectés dans l'organisme avaient un effet toxique.

« Le chlorure de sodium tue un kilogramme d'animal à la dose de 5 gr. 17. Il est le plus toxique des sels de soude des urines. » (1).

« Le chlorure de potassium tue à 18 centigrammes par kilogramme d'animal. » (2)

« Le chlorure de magnésium tue à 46 centigrammes par kilogramme d'animal. » (3).

« Le chlorure de calcium tue à 1 gr. 011 par kilogramme d'animal. » (4).

Le ralentissement de l'élimination des chlorures par la sécrétion urinaire est une cause d'auto-intoxication.

« Si les urines deviennent rares, dit M. le professeur Bouchard, si, au lieu de 1000 grammes, la sécrétion tombe à 500 grammes, en admettant leur densité égale ou supérieure même à la normale, la quantité de matière minérale qu'elles emportent peut être égale à la normale par litre, mais non par vingt-quatre heures, l'émonction tombe à la moitié ou aux deux tiers de ce qu'elle devrait être ; il se produit dans l'organisme une accumulation de matières minérales et surtout de potasse, celle-ci peut alors devenir une cause d'intoxication, car les substances qui lui font antagonisme à l'état normal ne suffisent plus à neutraliser son action convulsivante. » (5).

---

(1) Bouchard, *L'auto-intoxication*, page 130.
(2) Bouchard, *ibid.*
(3) Bouchard, *ibid.* page 133.
(4) Bouchard, *ibid.* page 133.
(5) Bouchard, *ibid.* page 132.

Dans les conditions normales de la nutrition, il n'y a dans le plasma sanguin que des traces de potasse. La potasse est surtout contenue dans le globule sanguin.

1000 parties de sang d'un homme adulte contiennent :

potasse { dans les globules sanguins.......... 1.586
{ dans le sérum. 0.153

soude. { dans les globules sanguins.......... 0.241
{ dans le sérum.................... 1.661

1000 parties de sérum contiennent 0 gr. 30 à 0 gr. 50 de chlorure de potassium : ce qui donne pour la masse totale du plasma de 0 gr. 73 à 1 gr. 21.

Dans le globule, les sels de potasse font partie constituante de la cellule vivante. Or le globule vit ; et qui dit vivre ; dit assimiler et désassimiler.

Du globule, les sels de potasse passeront nécessairement dans le plasma. Devenus produits excrémentitiels ils sont portés hors de l'organisme par ses émonctoires. Un homme, dit M. Charrin, excrète en moyenne, par les reins 2 gr. 50 de chlorure de potassium. Ralentir l'excrétion du chlorure de potassium c'est ralentir l'activité du globule sanguin. L'accumulation de ce chlorure dans le plasma sanguin change les conditions de la tension osmotique du globule. Il y a en effet tendance à la formation d'un milieu isotonique qui ralentit l'activité de la circulation cellulaire. Ce qui se réalise pour le globule sanguin, dans son milieu, se réalise pour toutes les autres cellules dans leur milieu spécial car dans une dépuration imparfaite de l'organisme tous les plasmas changent de propriété. Cette question est encore peu étudiée en médecine : un mot de commentaire est nécessaire pour faire saisir l'importance du fait que nous signalons.

Le protoplasma jouit de la propriété d'être hémiperméable. Il se laisse traverser par l'eau pure, mais ne laisse pas passer la moindre quantité de matière saline. Quand il sépare deux solutions salines de concentration différente l'eau capable de le traverser chemine à travers

ses pores jusqu'à ce qu'il s'établisse un équilibre osmotique. Les expériences de M. de Vries sur les cellules
végétales vivantes ont démontré qu'elles prennent de
l'eau aux solutions les plus étendues et qu'elles cèdent
de l'eau aux solutions d'un rang plus élevé. *Elles se gon-
flent* dans les solutions les plus étendues : *elles se contrac-
tent* pour les solutions plus concentrées. S'il y a équilibre
osmotique entre les deux solutions : c'est-à-dire entre le
suc cellulaire du végétal considéré et la solution dans
laquelle la cellule est immergée il n'y a pour la cellule
aucune variation de turgecense. En d'autres termes si le
plasma extérieur et le suc cellulaire ont même puissance
d'attraction à l'égard de l'eau, l'activité circulatoire de la
cellule se ralentit. Si une modification se produit dans un
des deux milieux par élimination des corps minéraux
qui créaient l'isotonie, la circulation cellulaire reprend son
activité, celle-ci étant produite par la nécessité de l'équilibre entre la concentration du suc cellulaire et celle de la
solution extérieure (1).

La plasmolyse nom sous lequel on désigne la succes-
sion des phénomènes régis par l'existence de la pression
osmotique et de l'isotonie et qui est produite par la nécessité de l'équilibre entre la concentration du suc cellulaire
et celle de la solution extérieure existe dans l'animal
comme elle existe dans la plante. Hamburger a donné la
preuve de ce fait en étudiant l'isotonie de différentes solutions en prenant les *globules du sang* pour réactif. Dans
des solutions de sels de concentrations différentes, il ajou-
tait cinq gouttes de sang de bœuf défibriné, avec les
solutions non isotoniques le globule laisse s'échapper une
petite quantité de matière colorante ; avec les solutions
isotoniques les globules gardent leur matière colorante.
« Hamburger a pu, sur le sang de grenouille trouver
quelle est la concentration de la solution de chlorure de

---

(1) H. Bordier, *Les actions moléculaires dans l'organisme*, p.76.

sodium qui est isotonique avec le plasma de cet animal : par l'examen microscopique des hématies, on constate que les globules restent inaltérés avec une solution de chlorure de sodium à o.64 pour 100, tandis qu'avec de plus fortes concentrations les globules sanguins sont altérés » (1).

La constance ou la variation du coefficient isotonique des différents liquides de l'organisme règlent la nutrition des tissus car ils règlent les échanges cellulaires. « Dès qu'en un point de l'organisme il y a modification de la concentration du suc cellulaire, dit H. Bordier, des échanges commandés par la nécessité de l'équilibre osmotique, interviennent, de manière à ramener la concentration du liquide cellulaire à une valeur correspondant à l'isotonie du liquide des cellules vivantes. »

L'activité de l'échange n'est pas égale pour tous les degrés de solutions. Prenons un exemple : l'intensité du courant osmotique des solutions de chlorure de potassium comme des solutions de chlorure de sodium diminue rapidement quand on augmente la proportion de sel dans les solutions. Elle devient même négative si la quantité du sel dissous dépasse certaines limites : le niveau du liquide baisse dans l'osmomètre au lieu de monter.

L'activité osmotique paraît se manifester principalement avec les solutions étendues : « Dans la plupart des cas, lisons-nous dans l'article OSMOSE *du dictionnaire encyclopédique des sciences médicales*, l'osmose atteint son maximum quand la substance dissoute ne dépasse pas 1/400 du poids de l'eau. Avec le chlorure de sodium, le maximum correspond à 0,00125 de sel ; la force osmotique diminue rapidement et devient même négative quand la proportion de sel dépasse 0,01. Les mêmes particularités s'observent avec le chlorure de potassium. »

---

(1) H. Bordier, *Les actions moléculaires dans l'organisme*, p.78.

Réduire la quantité des sels de potasse dans un liquide organique, c'est diminuer la toxicité de ce liquide : augmenter les sels de potasse s'est intensifier son pouvoir toxique.

Les urines du lapin ont une toxicité neuf fois supérieure à celle des sécrétions humaines. L'explication est fournie, dit M. Charrin, par le mode de l'alimentation de cet animal, qui ingère, qui par conséquent élimine de grandes quantités de sels potassiques, sels très-nocifs ; o gr. 18 de chlorure de potassium tue un kilogramme. Un homme excrète en moyenne 2 gr. 50 de chlorure de potassium, mille grammes éliminent donc o gr. 0384, soit une proportion capable d'anéantir o gr. 213 : les autres matières tueraient o kgr. 248. — Chez le lapin il résulte de nos dosages, qu'un kilogramme émet en 24 heures o gr. 55 de chlorure de potassium, c'est-à-dire une quantité mortelle pour 3.000 grammes ; les autres poisons ne détruisent que o kgr. 800 à o kgr. 900. Ces sels potassiques représentent donc ici 75 à 80 % de la toxicité urinaire, tandis que chez l'homme ils ne dépassent guère 45 % »

« Pour bien montrer cette influence, ajoute plus loin M. Charrin, nous avons injecté des urines débarrassées de cette substance. Ce liquide n'est presque plus toxique.»

En soumettant les lapins au régime lacté, M. Charrin est arrivé à diminuer sur l'animal lui même la toxicité de ses urines.« Si on remplace les choux par le lait, dit-il tout en tenant compte de la dilution que cause la diurèse, on constate qu'au lieu de 15^{cc} indispensables pour amener la terminaison fatale, 30^{cc}, en général, sont nécessaires » (1).

Dans les maladies qui augmentent la désassimilation il est de la plus haute importance de se préoccuper de l'élimination des sels de potasse. M. le Professeur Bouchard

(1) A. Charrin. — *Poisons de l'organisme. — Poisons du tube digestif*, p. 42-44.)

nous dit pourquoi « L'augmentation de la désassimilation augmente certaines substances azotées, et surtout la potasse, en détruisant la charpente minérale des cellules. Aussi, au lieu que la potasse représente seulement le quart de la masse totale des matières minérales. On trouve dans les urines la potasse en quantité au moins égale à la soude. » (1).

Il y a dans les urines d'autres sels de potasse que le chlorure de potassium. Il y a du phosphate, du sulfate, du phénylsulfate de potasse. Mais le chlorure de potassium est le plus toxique, il tue, comme nous l'avons déjà rappelé, à 18 centigrammes par kilogramme d'animal. Le phosphate de potasse ne détermine d'accidents toxiques qu'à la dose de 26 centigrammes. Avec le phénylsulfate on a vu des accidents toxiques, mais non la mort. (Bouchard.)

Les sels de soude retenus dans le sang sont bien moins toxiques que les sels de potasse ; mais ils sont cependant toxiques. Le chlorure de sodium, le plus toxique des sels de soude des urines, tue un kilogramme d'animal à la dose de 5 gr., 17 (Bouchard). Il est donc utile aussi de les éliminer avec régularité.

Il est d'autant plus utile de les éliminer que leur accumulation dans le sérum sanguin associé à l'accumulation de chlorure de potassium a pour conséquence, le ralentissement des mouvements osmotiques, et par conséquent le ralentissement des activités chimiques et fonctionnelles des éléments anatomiques.

L'activité de toute particule vivante s'accompagne d'assimilation et de désassimilation.

L'assimilation comme la désassimilation comprennent un acte physique et un acte chimique.

(1) Bouchard. — *Les auto-intoxications.*

Les actes physiques sont la translation de pénétration et la translation d'expulsion.

C'est la pression osmotique qui règle surtout les activités de translation. Mais la force osmotique subit des modifications de vitesse, d'intensité et de direction, (toutes choses restant égales d'ailleurs), du simple fait de la variation de degré quantitatif du corps dialysable dissous.

(C'est la dénivellation dans le tube osmométrique qui fournit la mesure de la vitesse et la mesure de l'intensité de la force osmotique : la rapidité de la montée ou de la descente, donne la notion de la vitesse : le nombre de divisions dont le niveau s'est élevé ou s'est abaissé pour atteindre le niveau indéfiniment stationnaire donne la valeur de l'intensité.)

Avec un sirop de sucre de densité 1,070 à l'intérieur du tube et de l'eau pure à l'extérieur de la membrane, Dutrochet vit le mouvement ascensionnel s'arrêter au bout de 36 heures : la colonne d'eau soulevée équivalait à une colonne de mercure de 617 millimètres de hauteur et à ce moment la solution de l'osmomètre contenait exactement une partie de sucre pour 7 parties d'eau.

Un sirop de densité 1,300 produisait une endosmose capable de soulever une colonne du poids énorme de quatre atmosphères et demie.

Pour les solutions acides le courant osmotique subit une inversion suivant la température et suivant la concentration. A une température déterminée il existe un degré de concentration pour lequel il y a équilibre entre l'eau extérieure et la solution acide : les impulsions sont égales des deux côtés de la membrane : les deux liquides qu'elle sépare sont *isotoniques* (de Vries).

A la température de 15° la *solution* d'*acide tartrique* de *densité 1.1* dont 100 parties contiennent 21 parties d'acide cristallisé est *isotonique à l'eau.*

Si la *liqueur est plus concentrée* l'osmose entraînera l'eau vers le corps dissous.

Si la *solution est moins riche*, le mouvement se fera de

l'acide vers l'eau. On voit ici le liquide marcher de la solution la plus dense vers la moins dense. Quand il s'agit d'éléments anatomiques, le seul fait de l'accumulation des chlorures, soit dans l'élément lui-même, soit dans le milieu où vit l'élément, suffira pour influencer et la translation de pénétration et la translation d'expulsion.

Le chimisme de la cellule subira le contre-coup de cette perturbation.

L'état d'altération de la fonction chimique mettra la cellule dans l'impossibilité d'amener, par réductions successives, à leurs derniers termes les produits dérivés de la désassimilation. L'altération humorale par accumulation des chlorures se compliquera d'altérations humorales par réduction imparfaite des albuminoïdes, des sucres, des graisses, etc. Tout une chimie nouvelle évoluera dans l'être. Le chimisme anormal, irrégulier aura pour résultat définitif des modifications dans l'organisation de la cellule.

Sur la nécessité pour les particules vivantes du fonctionnement harmonique des actes physiques de translation et des actes chimiques de transmutation, et sur les conséquences pathologiques des perturbations de ces divers actes voici ce que nous enseigne M. le Professeur Bouchard. Nous citons son enseignement dans tous ses développements pour donner à nos recherches l'autorité qui leur manque à cause de leur nouveauté.

« Ce qui est commun à toutes les particules vivantes, c'est, dit-il, un mouvement moléculaire spécial, qui n'appartient ni à la matière inorganique, ni à la matière organique morte. L'effet de ce mouvement c'est d'entraîner dans l'intérieur de la particule vivante des matières extérieures qui ne sont pas vivantes, de leur faire subir des métamorphoses chimiques que j'appellerai vivifiantes, parce que, sous l'influence de ces métamorphoses, ces matières deviennent partie constituante de l'élément vivant et participent à la vie ; c'est de faire subir encore à la substance vivante de nouvelles métamorphoses chimiques que j'appellerai rétrogrades, parce que, sous leur influence, la matière cesse d'être vivante ; c'est enfin d'expulser ces derniers produits de décomposition. Le caractère commun de l'activité de toute particule vivante, c'est donc un double mouvement moléculaire, continu, d'introduction et d'expulsion, en même temps qu'un double travail continu de transmutation chimique, l'un qui suit l'introduction, l'autre qui précède l'expulsion. D'un côté translation, de l'autre transmutation, double travail physique en même temps que double travail chimique......

« L'assimilation comprend un acte physique, la translation de pénétration, et un acte chimique, la transmutation vivifiante : la désassimilation comprend également un acte chimique, la transmutation rétrograde, et un acte physique, la translation d'expulsion....... Chacun des quatre actes auxquels l'analyse peut réduire la mutation nutritive est absolument nécessaire à la vie ; aucun d'eux ne peut être longtemps entravé ou supprimé sans que le mouvement moléculaire s'arrête ; sans que la vie s'éteigne......

« Je suppose que la translation de pénétration soit supprimée. Par ce fait, le premier acte chimique est également supprimé ; il ne peut plus se produire aucune transmutation vivifiante.......

« Supposons maintenant que le second terme seul, la transmutation assimilatrice ou vivifiante, soit supprimée. L'apport continuant, les matériaux qui viennent du dehors s'accumulent dans l'élément jusqu'au moment où ils s'y trouvent dans la même proportion que dans le liquide ambiant. Il y a, à ce moment, équilibre, suppression des conditions requises pour la diffusion, arrêt de la translation de pénétration.......

« Admettons que le troisième stade, la transmutation désassimilatrice ou rétrograde, fait défaut. C'est par elle que se font normalement les oxydations ; c'est elle qui est le principal générateur des forces, le véritable moteur de la mutation nutritive. Sa suppression arrête le mouvement car la mutation nutritive est principalement engendrée par cet acte qui détruit la matière vivante......

« Supposons enfin le dernier terme, la translation d'expulsion. Les matériaux excrémentitiels résultant de la destruction de la matière vivante ne peuvent plus s'échapper, ils vont s'accumuler, diluer la matière protoplasmique ou la coaguler, la modifier en tout cas physiquement ou chimiquement, entraver ainsi l'activité de cette matière, restreindre le mouvement nutritif. Vous en avez souvent la preuve dans les états pathologiques. Qu'une maladie du rein s'oppose à l'élimination des matières excrémentitielles, ces dernières s'accumulent dans le sang et secondairement dans les sucs qui baignent les éléments anatomiques. Il s'établit un équilibre dans la proportion des matières excrémentitielles au dehors et à l'intérieur des éléments ; les conditions physiques de la diffusion sont supprimées, la transmutation expulsive s'arrête. C'est alors que l'analyse chimique des organes fournit des quantités considérables de matières extractives. Mais c'est alors aussi que vous observez pendant la vie ces abaissements parfois énormes de la température de l'organisme, indices de la diminution des oxydations intracellulaires ; et la mort résulte souvent de l'hypothermie autant que de l'intoxication » (1).

Nous avons supposé jusqu'ici, que, quand il y avait diminution de chlorures dans les urines, il devait y avoir retention anormale de chlorures dans l'organisme. Avons-nous une preuve de cette rétention ? La preuve la plus directe de cette rétention nous est fournie par l'analyse chimique des tophus. Dans une concrétion tophacée développée

---

(1) Bouchard, *Maladies par ralentissement de la Nutrition*, Paris 1882, p. 15-18.

sur la métacarpe Lehmann a trouvé 9,84 °/₀ de chlorure
de sodium : dans une concrétion provenant du fémur Mar-
chand on a relevé 14,12 °/₀ ; Wurzer a noté dans une de
ses analyses de tophus, 18,0 °/₀ de chlorure de sodium et
2,2 °/₀, de chlorure de potassium.

Les dépôts tophacés où siègent-ils ? « Garrod a démontré, dit Lecorché, que les dépôts tophacés ne siègent pas
à la surface libre, mais bien dans l'épaisseur des carti-
lages, et qu'il est souvent possible de reconnaître la mince
couche de substance organique qui recouvre ce dépôt du
côté de la surface articulaire. Sur ce point le microscope
ne permet plus de douter (1). « L'urate de soude, disent
Cornil et Ranvier, se dépose dans la partie la plus super-
ficielle du cartilage articulaire, mais jamais à sa surface
comme on pourrait le croire d'après l'examen à l'œil nu (2).
Ebstein dit de même que les dépôts uratiques n'atteignent
pas la surface articulaire dont les séparent toujours une
mince couche de substance cartilagineuse. »

Mais est-ce dans les chondroplastes, est-ce à la fois dans
les cellules et dans le tissu intercellulaire que se dépose
l'urate de soude.

C'est là un point qui n'est pas très-facile à élucider, dit
Rendu. Cependant il semble probable que c'est au niveau
même des chondroplastes que se font les premières cris-
tallisations, car c'est là que les amas cristallins ont la
plus grande épaisseur (3).

Retenons simplement de ces faits que les produits tophacés contiennent de notables quantités de chlorures et
que ces chlorures ne sont pas versés par une exsudation
morbide de la synoviale puisqu'ils accompagnent les
urates.

---

(1) *Lécorché. Traité théorique de la Goutte, Paris 1884,* p. 87.)
(2) Cornil et Ranvier, *Manuel d'hist. path., t. 1.* p. 428.
(3) Rendu, *Article Goutte du dictionn. encycl. des sciences médicales* p. 24.

Les urates étant primitivement au niveau des cellules cartilagineuses et dans leurs intervalles, absolument séparés de la cavité articulaire par une mince couche de substance cartilagineuse on peut légitimement conclure, que les chlorures sont retenus dans les cellules et dans le milieu péricellulaire par suite des modifications des actes physiques de l'activité cellulaire.

La rétention des chlorures dans l'organisme n'est donc pas une hypothèse : c'est une réalité.

Toute médication qui activera cette élimination doit être considérée comme une médication améliorant les fonctions de nutrition de tous les éléments anatomiques.

Avant de passer à la démonstration de cette proposition par le relevé des résultats donnés par le traitement méthodique avec les Eaux d'Evian et sur l'élimination des chlorures, et sur l'amélioration des échanges nutritifs qui sont la conséquence d'une élimination plus régulière des chlorures, nous croyons utile de reproduire en tableau les analyses des tophus faites par Laugier, Wurzer, Lehmann. Quand on parle des tophus on ne pense guère qu'aux urates ; les chlorures entrent cependant dans leur composition pour une quantité notable. Dans l'analyse de Wurzer ils forment le cinquième de la masse totale.

Après l'exposé, que nous venons de faire, du rôle des chlorures dans les auto-intoxications et de leur influence sur l'activité et le sens de l'osmose la démonstration nous semble faite de l'utilité qu'il y a de se préoccuper et dans la goutte et dans les autres maladies par ralentissement de la nutrition et en général dans toutes les maladies chroniques du mode de circulation, dans l'organisme, des chlorures. Les médications qui peuvent accélérer cette circulation des chlorures et maintenir en parfait équilibre physiologique les milieux dans lesquels agit la force osmotique, seront toujours de puissants adjuvants et pour la prévention et pour la curation de ces maladies.

Voici, comme memento de rétention des chlorures dans
l'organisme, les trois analyses de tophus données par Mar-
chand, Wurzer. Lehmann.

	Marchand	Wurzer	Lehmann
Urate de soude............	34,20	29,7	52,12
Urate de chaux............	2,12	20,3	1,25
Chlorure de sodium........	*14,12*	*18,0*	*9,84*
Chlorure de potassium......	»	*2,2*	»
Phosphate de chaux...	»	»	4.32
Carbonate d'ammoniaque...	7,86	»	»
Matière animale.....ﺿ.....	32,53	19,2	28,49
Eau....................			
Pertes et substances indéter- minées...............	9,17	10,3	3,98

DEUXIÈME PARTIE

L'Eau d'Évian de la Source Cachat

ET

L'ÉLIMINATION DES CHLORURES URINAIRES

INDICATIONS THÉRAPEUTIQUES

L'action du traitement méthodique avec l'Eau d'Evian de la Source Cachat sur l'élimination des chlorures urinaires a été déterminée en procédant à l'analyse des urines des 24 heures avant le traitement, en cours de traitement, et à des époques variées, après le traitement. Les constatations chimiques nous ont amené à la conclusion suivante :

« *Lorsque l'élimination des chlorures urinaires est ralentie le traitement méthodique avec l'Eau d'Evian de la Source Cachat a pour effet immédiat d'accélérer l'élimination des chlorures urinaires, et pour effet consécutif de régulariser cette élimination en la ramenant au type physiologique.* »

La réalisation de ce double effet est subordonnée à la réalisation des effets physiologiques de traitement méthodique caractérisés par l'absorption rapide et totale de cette eau par les voies digestives et par son élimination rapide et totale par la sécrétion urinaire.

Pour obtenir le maximum d'effet il faut boire ces eaux

à jeun, par doses modérées et à des intervalles réguliers.

S'il y a retard dans la réalisation des effets physiologiques du traitement, il y a retard aussi dans le relèvement du taux des chlorures urinaires.

L'intervention médicale qui réussit à assurer les effets physiologiques du traitement méthodique réussit à assurer l'élimination régulière des chlorures urinaires.

Pour réaliser les effets physiologiques du traitement le médecin doit chez l'un s'adresser à l'état des voies digestives, chez l'autre à l'état de l'appareil circulatoire, chez l'autre à l'état du système nerveux ; régulariser dans certains cas le fonctionnement du foie ; dans d'autres cas le fonctionnement des reins ; dans d'autres cas encore aider au relèvement des forces, etc.

Nous n'insisterons pas sur ces détails : si nous les mentionnons, c'est pour rappeler aux personnes qui désireraient contrôler les recherches que nous présentons ici au lecteur qu'il est d'absolue nécessité de s'assurer préalablement avant toute analyse des urines des 24 heures que l'eau d'Evian prise à jeun par doses espacées et à intervalles réguliers est rapidement absorbée par les voies digestives et qu'elle est rapidement éliminée par la sécrétion rénale.

Le traitement d'Evian ne provoque le relèvement du taux des chlorures urinaires que si la dépuration urinaire est lente et imparfaite et la nutrition réellement ralentie. Quand la sécrétion urinaire est physiologique et les échanges organiques cellulaires sont normaux le traitement ne modifie pas sensiblement le taux des chlorures urinaires. Le caractère de l'état physiologique parfait est de garder un équilibre fonctionnel pendant et après les modifications osmotiques réalisées par ce traitement.

Dans l'exposé des faits que nous allons faire, nous ne relaterons pas le détail des observations cliniques. Notre travail ne comporte pas pareil exposé. Nous donnerons simplement le nom de la maladie et les résultats des dosages des chlorures urinaires avant le traitement, pendant le traitement et après le traitement. Nous resterons ainsi dans les limites que nous imposent et le titre que nous avons donné à notre travail et le but poursuivi, qui est le suivant : Démontrer que le traitement d'Evian est un puissant moyen médical pour débarrasser l'organisme des chlorures et par conséquent une puissante médication contre les auto-intoxications minérales.

Observation 1. — Neurasthénie par surmenage, dyspepsie et pseudo-dilatation de l'estomac.

Quantité de chlorures urinaires éliminés dans les 24 heures : avant le traitement 8 gr. : le 4me jour du passage rapide de l'Eau d'Evian par les reins, 16 gr. 05 : un an après le traitement 12 gr. 60.

Avant 8 gr. –- 4me jour 16 gr. 05. — Un an après 12 gr. 60.

Observation 2me. — Dyspepsie et dilatation atonique de l'estomac : gros foie, constipation. Fatigue nerveuse, suite de surmenage physique et moral. Quantité de chlorures urinaires éliminés dans les 24 heures : avant le traitement 10 gr.; le 4me jour du traitement 16 gr. 26 ; le 14me jour du traitement 19 gr. 98 ; le 15me jour du traitement 21 gr. 56 : Un an après le traitement 14 gr. par 24 heures.

Avant 10 gr.; — 4me jour 16 gr.; — Un an après 14 gr.

Observation. 3me. — Goutte, tendance à la diarrhée, convalescence de pleurésie.

Quantité de chlorures urinaires éliminés dans les 24 heures.

Avant le traitement 8 gr. 28 ;

4me jour du traitement 17 gr. 60 ;

17me jour du traitement 20 gr. 61 ;

Un an après le traitement 12 gr. 50.

Aant 8 gr. 28 — 4me jour 17 gr. 60 ; — Un an après 12 gr. 50.

Observations 4me. — Lithiase rénale chez un goutteux. Artério-sclérose, oppression d'effort.

Quantité de chlorures urinaires éliminés dans les 24 h.

Avant le traitement 11 gr. 50 ;

15me jour du traitement 16 gr. 80 ; deux mois après le traitement 15 gr. 50 : quatre mois après le traitement 21 gr. 13. *Avant. 10 gr. 50, — 15me jour 16 gr. 80 ;— 4 mois après 21 gr. 50.*

Observation 5me. — Dyspepsie avec réflexes cardiaques : tension circulatoire élevée : irrégularité fonctionnelle des reins.

Quantité de chlorures urinaires éliminés dans les 24 heures.

Au début du traitement 13 gr. 63 ;

Le 24me jour du traitement 30 gr. ;

Au début du traitement 13 gr. 63 ; 24me jour du traitement 30 gr.

Observation 6me. — Goutte légère — arthritisme héréditaire surmenage intellectuel, physique et moral :

Quantité de chlorures urinaires éliminés dans les 24 heures .

Avant le traitement 10 gr. 35 ;

Le 4me jour du traitement 13 gr. 50 ;

Le 20me jour du traitement 17 gr. 64 ;

Avant 10 gr. 35 ; — 4me jour 13 gr. 50 ; — 20 jour 17 gr. 64.

Observation 7me. — Cardiopathie artérielle avec hyposystolie ; dialyse lente et incomplète des liquides, œdéme aux extrémités inférieures.

Quantités de chlorures urinaires éliminés dans les 24 heures.

Avant le traitement 7 gr. 50 ;

10me jour du traitement 13 gr.;

31me jour du traitement 14 gr.

Avant 7 gr. 50 — 10me jour 13 gr. — 31me jour 14 gr.

Réunissons en tableau les résultats ci-dessus : les faits d'une plus parfaite élimination des chlorures urinaires pendant le traitement avec l'Eau d'Evian et d'une plus régulière élimination des chlorures urinaires, après le traitement ressortiront évidents du rapprochement des chiffres.

		Avant le Traitement	En cours du Traitement	Après le Traitement
Observation	1re	8 gr.	16 gr. 05	12 gr. 60
—	2me	10 gr.	16 gr. 26	12 gr.
—	3me	8 gr. 28	17 gr. 60	12 gr. 50
—	4me	11 gr. 50	16 gr. 80	21 gr. 13
—	5me	13 gr. 63	30 gr.	»
—	6me	10 gr. 35	17 gr. 64	»
—	7me	7 gr. 50	14 gr.	»

Comment agit le traitement méthodique d'Evian sur l'élimination des chlorures ?

Agit-il par simple effet de lavage ?

Agit-il parce qu'il est régulateur des fonctions nutritives ?

Le traitement d'Evian agit, à la fois, comme traitement de lavage du sang et comme traitement régulateur des fonctions nutritives.

Effet de l'action de lavage du sang.

L'action de lavage du sang et des plasmas est rendu manifeste par la comparaison de l'élimination horaire des chlorures pendant l'élimination de l'eau, et l'élimination horaire des chlorures après l'élimination totale de l'eau.

L'eau est prise à jeun le matin par doses de 200 cc. espacées de 10 minutes environ ; de 7 heures 10 à 9 heures la quantité d'eau bue était de 2000 cc. La quantité d'urine rendue à 11 heures du matin était de 2383.

La quantité de chlorures urinaires rendus dans les 4 heures a été de 4 gr. 76. Ce qui donne pour l'élimination horaire des chlorures urinaires pendant l'élimination de l'eau 1 gr. 19.

Les 20 heures suivantes ont donné une élimination totale de 9 gr. 63. Ce qui donne pour l'élimination horaire des chlorures urinaires après l'élimination de l'eau 0 gr. 48.

Notons que pendant les 4 heures de l'élimination de l'eau il n'était pris aucun aliment ; Pendant les 19 heures suivantes il était fait les deux repas principaux de la journée.

Le lendemain 2000 cc. d'Eau d'Evian de la source Cachat étaient absorbés, de 7 heures du matin à 9 h. 30. La quantité d'urine rendue à 12 h. 25 était de 2210. Ces urines contenaient 6 gr. 98 de chlorures, ce qui donne pour l'élimination horaire des chlorures urinaires 1 g. 39.

Les 19 heures suivantes ont donné une élimination de 13 gr. Ce qui donne pour l'élimination horaire des chlorures urinaires o gr. 68.

Deux jours plus tard il était bu de 7 h. à 8 h. 1300 cc. d'Eau d'Evian de la Source Cachat. La quantité d'urine rendue à 11 heures était de 1527 cc. Ces urines contenaient 6 gr. 42 de chlorures, ce qui donne pour l'élimination horaire 1 gr. 60.

Pendant les 20 heures suivantes il était rendu avec les urines 10 gr. 37 de chlorures. Ce qui donne comme taux de l'élimination horaire o gr. 51.

Le lendemain il n'était pris à jeun de 7 h. 45 à 8 h. 10 que 880 cc. d'Eau d'Evian de la Source Cachat. 800 cc. d'urine étaient rendues 2 h. 30 après. Dans cette intervalle l'élimination horaire des chlorures urinaires a été de 1 gr. 50. L'élimination horaire des 21 h. 30 suivantes fut de o gr. 54.

Rapprochons les chiffres et la démonstration de l'effet de lavage des plasmas et par conséquent de l'effet de lavage du sang par l'élimination rapide de l'Eau d'Evian de la Source Cachat sera nettement établi.

Elimination horaire des chlorures urinaires

	A jeun et pendant l'élimination de l'eau	Après l'élimination de l'eau
1re Observation	1 gr. 19	o gr. 48
2e —	1 gr. 39	o gr. 68
3e —	1 gr. 60	o gr. 51
4n —	1 gr. 20	o gr. 54

*Effet de l'action de régularisation des fonctions
nutritives.*

Lorsque les conditions de la nutrition sont normales la
quantité de chlorures urinaires éliminés en 24 heures par
kilogramme de poids vivant est d'après les moyennes de
M. le Professeur Charrin de o g. 22 de chlorure de sodium
et de o gr. o38 de chlorure de potassium.

Parker donne comme moyenne des chlorures urinaires
par kilogramme de poids vivant o gr. 207.

Voyons ce que donnait en chlorures le kilogramme de
poids vivant chez les malades que nous avons vu se traiter
avec succès à Evian :

1° Avant le traitement ;

2° Après le traitement.

	Avant le traitement	Après le traitement
1re Observation	o gr. 13	o gr. 21
2me —	o gr. 17	o gr. 21
3me —	o gr. 13	o gr. 21
4me —	o gr. 13	o gr. 24

Le chiffre moyen normal de M. le Professeur Charrin est
de o gr. 22 de chlorure de sodium ; le chiffre moyen de
Parker est de o gr. 207 de chlorure de sodium.

Le chiffre moyen que nos malades ont présenté après
que le traitement méthodique d'Evian avec l'eau de la
Source Cachat eut réalisé tous ses effets est de o gr. 22.

CONCLUSION

La donnée numérique ci-dessus et les données numéri-
ques relevées pendant l'élimination rapide et totale de
l'eau d'Evian par les reins démontrent l'exactitude de la
proposition que nous avons inscrite en tête de cette note
comme énoncé des résultats que donne dans les auto-
intoxications minérales par les chlorures le traitement méthodique de l'Eau d'Evian de la Source Cachat.

Cette proposition qui nous servira aussi de conclusion est la suivante :

« Lorsque chez l'homme l'élimination des chlorures urinaires est ralentie, le traitement méthodique avec l'Eau d'Evian a pour *effet immédiat* d'accélérer cette élimination et pour *effet consécutif* de la régulariser. »

« L'accumulation des chlorures dans les plasmas sanguin et lymphatique modifiant les tensions osmotiques cellulaires et ralentissant l'activité physique et l'activité chimique des éléments vivants : activer l'élimination des chlorures urinaires c'est remettre les éléments anatomiques dans les conditions de milieu requises pour leur fonctionnement physiologique. »

Le traitement méthodique d'Evian qui régularise la circulation des chlorures est donc une puissante médication dans les perversions nutritives par ralentissement de la nutrition et principalement dans les auto-intoxications minérales.

Menton. - Imprimerie Coopérative Mentonnaise

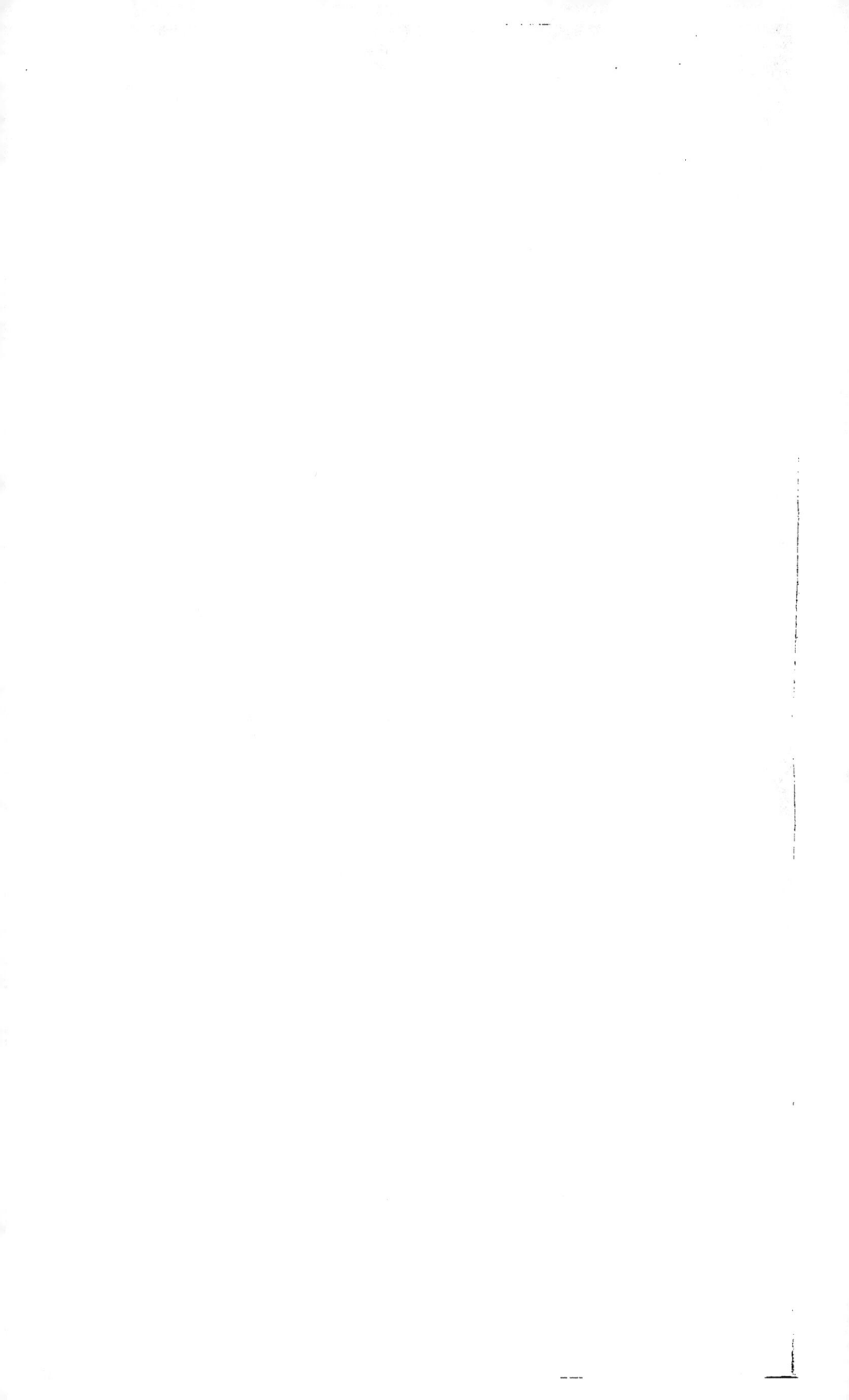

Les indications et les contre-indications des Eaux d'Évian, déduites des recherches du Docteur Chiais sur leurs actions intimes et contrôlées par l'expérimentation clinique.

1º *Les Eaux d'Évian s'éliminent totalement par les voies urinaires et elles s'éliminent par ces voies 15 à 16 fois plus vite que les eaux de source non minéralisées.* Ce mode d'action les fait ordonner avec succès dans la gravelle, dans les maladies chroniques des bassinets, des uretères, de la vessie et de l'urètre : il commande une grande prudence dans le traitement de ces maladies si elles se compliquent de lésions rénales, car les Eaux d'Évian imprudemment administrées à haute dose peuvent provoquer la recrudescence des néphrites parenchymateuses.

2º *Les Eaux d'Évian activent les fonctions nutritives des éléments anatomiques.* Elles sont donc indiquées dans les atonies de tous les organes ; dans les atonies du système nerveux comme dans les atonies gastro-intestinales ; dans l'insuffisance rénale et dans l'insuffisance hépathique.

3º *Les Eaux d'Évian provoquent la réduction totale des matières albuminoïdes.* Les toxines sont de l'ordre des matières albuminoïdes. Les Eaux d'Évian seront donc utiles dans toutes les auto-intoxications. C'est cet effet de totale réduction des matières albuminoïdes qui fait que la dyspnée préscléreuse des artério-scléreux est rapidement dissipée par le traitement méthodique par les Eaux d'Évian. Cet effet de réduction totale des albuminoïdes par les Eaux d'Évian explique leur succès dans l'oxalurie, la diathèse urique et dans toutes les manifestations chroniques de l'arthritisme.

4º *Les Eaux d'Évian activent puis régularisent l'élimination des chlorures urinaires.* Toutes les maladies chroniques qui se compliquent d'élimination incomplète des chlorures urinaires seront traitées avec succès à Evian. L'auto-intoxication minérale par les chlorures s'associe à la plus part des dyspepsies atoniques. C'est l'effet dont il est ici question qui donne en partie la raison des succès du traitement d'Evian dans les atonies des voies gastro-intestinales, car les tensions osmotiques sont ramenées à leur fonctionnement physiologique.

5º *Les Eaux d'Évian activent la réduction de l'oxyhémoglobine.* La réduction lente de l'oxyhémoglobine le constate dans la chlorose : si l'action des ferrugineux reste incomplète, une cure à Évian parachève le traitement de la chlorose qui dérive de l'arthritisme, et de la chlorose qui par sa guérison incomplète prépare l'arthritisme. L'obésité, l'anémie de croissance, certaines neurasthénies, certaines hypocondries, les chocs nerveux, moraux et physiques, ralentissent également la réduction de l'oxyhémoglobine (Dr Hénocque). Les Eaux d'Évian méthodiquement administrées sont utilement employées dans toutes ces maladies. Les Eaux d'Évian sont indiquées chez les arthritiqués goutteux, hépatiques, obèses, diabétiques, etc., *quand l'évolution de leur diathèse les a déprimés et affaiblis.*

6º L'augmentation de la réduction de l'oxyhémoglobine se constate à l'état pathologique : dans la pléthre, l'angine, la fièvre herpétique, l'emphysème pulmonaire, l'ecsema, l'irritation spinale (Dr Hénocque). Tous les états congestifs et pléthoriques sont une contre-indication à l'emploi des Eaux d'Évian, car avec la suractivité de la réduction de l'oxyhémoglobine coïncident près que toujours une suractivité dans la réduction des matières albuminoïdes. Chez ces malades les Eaux d'Évian ne sont jamais rapidement éliminées et elles ne sont jamais éliminées en totalité par le voies surinaires.

A LA MÊME SOCIÉTÉ D'ÉDITIONS

Buret, Dr. — la syphilis aujourd'hui et chez les anciens. In-16 de 260 pages......... 3 fr. 50

Buret, le Dr F., — le « Gros mal » du moyen-âge et la syphilis actuelle. In-16 de 220 pages, e une préface de M. Lancereaux, médecin de l'Hôtel-Dieu, etc., etc.................... 4 fr. »

Boudron, F., ancien interne des hôpitaux de Paris, Lauréat de l'Assistance publique prix Arnal, 1887. — De l'Hystérectomie vaginale appliquée au traitement chirurgical des lésions bilatérales des annexes de l'utérus (opération de Péan). In-8 de 400 pages avec 38 fig. et 5 planches, hors texte........................... 10 fr.

Bertrand, L.-F., médecin en chef de la marine, ancien professeur aux écoles de médecine navale, et **Fontan, J.,** professeur de chirurgie navale et de chirurgie d'armée à l'Ecole de médecine navale, de Toulon. — Traité médico-chirurgical de l'hépatite suppurée des pays chauds, grands abcès du foie. Format In-8o raisin de 732 p., avec tracés et figures. Prix........................... 16 fr. »

Blanchon, Horace. — Nos grands médecins d'aujourd'hui, Préface de Maurice de Fleury. In-8 de 500 pages orné de portraits en sanguino par Desmoulins........................... 10 fr. »

Billot, médecin-major de 1re classe. — Détermination pratique de la Réfraction oculaire par la Kératoscopie ou Skiascopie. Application à l'examen des conscrits. in-18 raisin, cartonné à l'anglaise........................... 3 fr. »

Boulouniié, P., ancien président de la Société de médecine pratique de Paris. — Manuel du candidat aux divers grades et emplois de Médecin et Pharmacien de réserve et de l'armée territoriale. In-12 de 585 p..................... 4 fr. »

Bureau, professeur agrégé d'accouchement. Guide pratique d'accouchement. Conduite à tenir pendant la grossesse, l'accouchement et les suites de couches. In-8 de 420 pages avec figures 6 fr. »

Cleisz, le Dr, — Création des Sexes. — Des moyens de s'assurer un garçon. — 26e volume de la Petite Encyclopédie Médicale, cartonné à l'anglaise........................... 3 fr. »

Chéron, J., médecin de St-Lazare, docteur ès-sciences Introduction à l'étude des lois générales de l'Hypodermie, physiologie et thérapeutique. In-8 de 555 pag. avec fig. dans le texte.. 10 fr. »

Chiais. — Les variation de la mortalité à Paris. Leur cause météorologique. Grand in-8 avec planches........................... 3 fr. »

Chiais. — Nord et Midi, la préservation des maladies par les changements de climats — Paris-Menton — Un chapitre de climatologie médicale comparée, suivi d'une étude sur la tension de la vapeur d'eau et la température dans l'atmosphère non saturée. Grand in-8. 3 fr. »

Clado, chef des travaux de gynécologie à l'Hôtel-Dieu, ancien chef de laboratoire de la Faculté et chef de clinique à l'Hôtel-Dieu, préface par le professeur S. DUPLAY. Traité des Tumeurs de la vessie (tumeurs intravésicales et para-vésicales). In-8 raisin de 700 pages, avec 126 figures et 18 tableaux dans le texte. Prix........ 16 fr. »

Dupouy, Dr Edmond, ancien interne de Charenton et des Asiles d'Aliénés, Lauréat de la Société médico-psychologique. Prix Esquirol et Prix Aubanel. — Le Moyen Age Médical. Un vol. in-12 de 372 pages. 2e édition. Prix..... 5 fr. »

Dupouy, Dr Edmond, ancien interne Charenton et des Asiles d'Aliénés. — La Prostitution dans l'Antiquité, dans ses rapports les maladies vénériennes, étude d'hygiène soci 1 volume in-8, de 220 pages, avec figures sième édition. — Prix......................

Fracastor, J. — Les trois livres sur la contagion, les maladies contagieuses et leur traitement Traduction et notes par L. Meunier. Prix. 8 fr.

Garrulus, Dr E. — Les Gaîtés de la médeci Volume capable de dérider les fronts les plus s cieux........................... 4 fr.

Gautier, A., membre de l'Institut, professeur la Faculté de médecine. — Toxines. Ptomaïnes Leucomaïnes........................... 15 fr.

Grellety, Dr L. — Questions professionnelle Causeries pour le médecin. Deuxième série. 1 v. in-12 de 202 pages........................... 4 fr.

Laborde, J.-V., directeur des travaux pra ques de physiologie à la Faculté de Paris. Mem bre de l'Académie de médecine. — Traité élément taire de Physiologie, d'après les leçons pratiqu de démonstrations, précédé d'une introductio technique à l'usage des élèves.
Cartonné à l'angl. fer spécial........ 12 fr.
Broché........................... 10 fr.

Laurent. — L'amour morbide. Huitième mil Etude de psychologie pathologique. Franco....

Letulle, professeur agrégé à la Faculté de méd cine de Paris, médecin des hôpitaux. — Gu pratique des Sciences médicales, encyclopédie poche, pour le praticien, publié sous la directi scientifique du Dr. Letulle. In-18 de 1500 pag Cartonné à l'anglaise........ 12 fr.
Le supplément pour 1892........ 5 fr.
Le supplément pour 1893........ 5 fr.

Lutaud, Dr A., médecin-adjoint de St-Laz chevalier de la Légion d'honneur. — La Stéril chez la femme et son traitement médico-chirur gical, vol. in-8 avec nombreuses figures dans texte........................... 4 fr.

Monin, Dr E., secrétaire général de la Sociét française d'hygiène, chevalier de la Légion d'hon neur, officier de l'Instruction publique, etc., etc — Hygiène et traitement curatif des trouble digestifs........................... 4 fr.

Monin, Dr E., secrétaire général de la Sociét française d'hygiène, chevalier de la Légion d'hon neur, officier de l'Instruction publique. — Hygièn et traitement curatif des Maladies vénériennes 1 vol. in-18 cart........................... 4 fr.

Peinard, docteur en médecine de la Faculté d Paris, membre de la Société des Contribuables. — De la Profession Médicale en France au XIX siècle........................... 3 fr. 5

Sonnié-Moret. — Eléments d'analyse chimiqu médicale appliquée aux recherches cliniques. vol in-8........................... 6 fr.

Camille Vieillard, pharmacien à Paris, lau réat du concours Brassac, pharmacie centrale d France. — L'urine humaine, urines normales urines anormales, urines pathologiques. Préfac de Armand Gautier, membre de l'Institut, profes seur de chimie à la Faculté de médecine de Paris Membre de l'Académie de médecine. In-8 de 430 pages avec 20 figures dans le texte et 4 planche dont une en couleur. Prix........... 6 fr.

MENTON. — IMPRIMERIE COOPÉRATIVE MENTONNAISE, RUES PRATO ET ARDOINO

www.ingramcontent.com/pod-product-compliance
Lightning Source LLC
Chambersburg PA
CBHW060506210326
41520CB00015B/4121